Asthma

Wirksam behandeln

Jessica Taub

INHALT

WAS IST ASTHMA?

Die wörtliche Bedeutung von "Asthma" ist Kurzatmigkeit, die von einem griechischen Wort Ásthma abgeleitet ist. Später, im 19. Jahrhundert, verfeinerte Henry Hyde Salter den Begriff "Asthma" in seiner Veröffentlichung "On Asthma and its Treatment". [1]

Asthma kann definiert werden als Dyspnoeattacken (Atemnot) mit typischen klinischen Symptomen, die aufgrund einer Entzündung der Atemwege auftreten. Asthma ist eine chronische Atemwegsentzündung, die zu einer Vergrößerung der Muskeln in den Atemwegen führt und eine Verengung der Atemwege verursacht. Dies ist die wichtigste pathophysiologische Veränderung im Zusammenhang mit Asthma. Andere assoziierte pathophysiologische Veränderungen umfassen jedoch eine Verdickung der unteren Membran des Luftwegs aufgrund von Proteinablagerung in Sub-Epithelgewebe und eine erhöhte Vaskularität in Sub-Epithelgewebe, was Hyperämie verursacht. Nach Ansicht der Forschungsexperten ist die Hyperreaktivität der Atemwege auch für Entzündungen und strukturelle Remodellierungen verantwortlich und erklärt weiter, dass allergische Auslöser Asthmaanfälle verursachen können. [2]

Asthma kann in jedem Alter auftreten, aber in den meisten Fällen stammt es aus der frühen Kindheit. Die Beobachtung der Krankheit hatte bewiesen, dass normalerweise ein Kind mit schwerem Asthma-Problem im ersten Lebensjahr ein höheres Risiko hat, in einem späteren Stadium des Lebens Asthma zu entwickeln. Säuglinge mit anhaltendem Husten haben eine höhere Wahrscheinlichkeit, in ihrer Jugend chronisches Asthma zu entwickeln. Es wurde beobachtet, dass überempfindliche Kinder häufiger Hustenattacken haben. Die Fakten offenbarten jedoch, dass die Häufigkeit und Dauer der Dyspnoe mit dem Alter erheblich abnimmt. [3] Die wichtigsten Merkmale von Asthma sind Dyspnoe, Kurzatmigkeit, Engegefühl in der Brust, Husten usw. Asthma neigt zu Rückfällen und führt zu einer reversiblen Atemwegsobstruktion mit Bronchospasmen.

Sowohl die Industrie- als auch die Entwicklungsländer stehen vor dem Problem einer höheren Inzidenz von Asthma. Im Jahr 2016 veröffentlichte die Zeitschrift "Patient Prefer Adherence" einen Artikel, in dem erwähnt wurde, dass weltweit etwa 300 Millionen Menschen an Asthma leiden und dies ein Hauptgrund für den Tod ist. [4] Eine frühzeitige Diagnose und eine angemessene Behandlung können eine bessere Prognose ermöglichen und die Mortalitätsrate senken. Dies erhöht jedoch oft die Kostenbelastung für die Familien, insbesondere für die unteren Wirtschaftsklassen, was sich auf die gesamte Nation auswirkt. Die unerschwingliche Asthmabehandlung, die Nichteinhaltung der komplexen Behandlung, Schwierigkeiten bei der Inhalation von Medikamenten durch komplizierte medizinische Geräte und das Risiko negativer Effekte aufgrund der längerfristigen Verwendung synthetischer Medikamente sind einige der Gründe dafür, dass im Jahr 2015 338.000 Todesfälle aufgrund von Asthma aufgetreten sind. [5, 6]

Asthma ist ein breiterer Begriff, der die meisten Gründe, die zu Atemschwierigkeiten führen, abdeckt. Allerdings gibt es verschiedene Formen von Asthma. Abhängig von der zugrunde liegenden Ursache wird Asthma klassifiziert als - allergisches Asthma, nicht-allergisches Asthma, allergische bronchopulmonale Mykose, Aspirin-induziertes Asthma, Asthma im Erwachsenenalter, berufsbedingtes Asthma, nächtliches Asthma, hust-variantes Asthma, belastungsinduziertes Asthma, Adipositas-bezogenes Asthma. [7] Zur Beurteilung der zugrundeliegenden Ursache stehen verschiedene diagnostische Tests zur Verfügung, wie z. B. Lungenfunktionstest, Allergietest, Stickoxidtest zur Beurteilung der Lungenentzündung und Bluttest zur Überprüfung des Eosinophilenspiegels. Der Eosinophilenspiegel ist bei Personen mit Asthma höher. [7] Im Asthma-Management ist die Diagnose der zugrunde liegenden Ursache sehr wichtig, um die Erkrankung zu behandeln. Je nach Schweregrad, klinischer Beurteilung, Art des Asthmas und anderen klinischen Symptomen werden verschiedene Diagnoseverfahren zum Nachweis von Asthma eingesetzt.

Im letzten Jahrhundert wurde die Integration von Naturheilverfahren und alternativen Behandlungsmethoden aufgrund der erfolgreichen Asthmakontrolle bei Kindern und Erwachsenen zunehmend akzeptiert. Der National Asthma Campaign Umfragebericht zeigte, dass 60% der mäßig betroffenen Asthma-Patienten und 70% der schwer betroffenen Asthma-Patienten eine alternative Therapie verwenden. [8] Eine unerschwingliche Asthmabehandlung, die Nichteinhaltung des komplexen Behandlungsregimes,

Schwierigkeiten bei der Inhalation von Medikamenten durch komplizierte medizinische Geräte und das Risiko von Nebenwirkungen aufgrund längerer Verwendung synthetischer Medikamente sind die anderen Hauptgründe für den Wechsel zur alternativen Therapie.

URSACHEN VON ASTHMA

Sowohl die Genetik als auch die Umweltfaktoren haben Menschen berücksichtigt, die Asthma entwickeln. [9] Die genetische Studie ergab, dass das genetische Muster der familiären Übertragung von Asthma gefolgt ist. [10]

Es ist nicht notwendig, dass Asthmapatienten eine familiäre medizinische Geschichte von Asthma haben, weil Umweltfaktoren eine wichtige Rolle bei der Entwicklung von Asthma spielen. In den meisten Fällen ist Asthma das Ergebnis einer Überempfindlichkeitsreaktion und oft ändert der Umweltfaktor die Symptomintensität, wie die Exposition gegenüber Kälte und die Zunahme von Asthmaanfällen während der Pollensaison. Die symptomatische Eigenschaft von Asthma variiert von Person zu Person abhängig von der Schwere der allergischen Reaktion. [11]

Stress hat auch eine wichtige Rolle bei der Erhöhung des Auftretens von Asthma gespielt, da die Fähigkeit des Immunsystems zur Abwehr von Antigenen in

Stresssituationen reduziert ist. Deshalb sind wir anfälliger für Infektionen. Corticosteroid ist das Stresshormon, das die Wirksamkeit des Immunsystems unterdrücken kann. Stress kann auch eine indirekte Auswirkung auf das Immunsystem haben, da eine Person ungesunde Verhaltensbekämpfungsstrategien anwenden kann, um Stress zu reduzieren. Es wurde gezeigt, dass eine gestörte Reaktion der HPA-Achse, die langfristigen Stress verursacht, den Beginn des Asthmas beeinflusst. [12]

EINFLUSS VON ASTHMA AUF DIE LEBENSQUALITÄT

Asthma ist eine chronische Erkrankung, und die Dominanz von Asthma wird anhand der Sterblichkeitsrate, der Zahl der Krankenhauseinweisungen aufgrund von Asthma-Exazerbation oder Asthmaanfällen und des Gesundheitszustands zur Kontrolle von Asthmasymptomen usw. gemessen. Darüber hinaus beeinflusst Asthma die Lebensqualität von Patienten, indem sie den gesunden Status, das allgemeines Wohl und den normalen Lebensstil behindern. [13] Von Asthma betroffene Menschen haben in der Regel aufgrund von unkontrolliertem Asthma eine schlechte Lebensqualität. Das Auftreten von verschlimmerten Symptomen behindert die Fähigkeit, eine normale Routine durchzuführen. Die Lebensqualität eines Asthmapatienten wird jedoch nicht in jedem Fall gleichermaßen beeinträchtigt. Der Schweregrad der Erkrankung variiert von Person zu Person und es muss erwähnt werden, dass Patienten mit mildem persistierendem Asthma eine bessere Lebensqualität haben als schwer betroffene Personen. Die Häufigkeit von

Asthmasymptomen ist einer der Faktoren für das Messen von unkontrolliertem Asthma. Abgesehen von der körperlichen Verfassung haben Patienten mit chronischem Asthma normalerweise einen negativen Gedanken über ihre Krankheit. Eine emotionale Einstellung gegenüber der Krankheit wirkt sich negativ auf ihre körperliche Fitness und Arbeitsfähigkeit aus. Nach den Daten, die von der Asthma and Allergy Foundation of America zur Verfügung gestellt wurden, verursachen die Folgen von Asthma im Zusammenhang mit dem allgemeinen Gesundheitszustand eine schlechte Lebensqualität:

Ungefähr 97% Asthma-Betroffene haben berichtet, dass Asthma ihre tägliche Aktivität einschränkt.

Fast 93% der Asthmatiker haben negative Auswirkungen auf die Gesundheit aufgrund von verschlimmerten Symptomen.

Fast 83% der Asthmatiker haben Probleme in ihrem Familienleben und am Arbeitsplatz aufgrund ihrer kompromittierten persönlichen Beziehung aufgrund von Asthma.

Ungefähr 78% der Asthmatiker gaben an, dass ihre Krankheit ihren geistigen Frieden beeinträchtigt, und 76% haben aufgrund von Asthmaanfällen Depressionen erlebt.

Insgesamt haben 71% der Asthmatiker negative Gefühle über ihren Gesundheitszustand. Mehr als ein Asthmaanfall pro Tag wird von 51% der Erkrankten berichtet; 48% der Betroffenen verwenden eine Inhalationstherapie zur schnellen Linderung mehr als einmal am Tag, und 41% der Betroffenen haben geglaubt, dass es keine Medikamente gibt, die ihren Zustand verbessern können. [14]

Es wurde beobachtet, dass herkömmliche synthetische Asthmamittel, die häufig verschrieben werden, mehrere Nebenwirkungen verursachen, die indirekt für eine schlechte Lebensqualität von Asthmatikern verantwortlich sind. Salbutamol, ein häufig verschriebenes Antiasthmatikum, verursacht mehrere dosisabhängige Nebenwirkungen; Muskelzittern, Knöchelödem, Unruhe, Nervosität, Herzklopfen, Schwindel und Rachenreizung. Theophyllin wird auch für Asthma verschrieben und kann Arrhythmien, Krämpfe, Schock, Hypotonie, Schlaflosigkeit verursachen. Steroid-Inhalation ist das Mittel der Wahl bei der Behandlung von Asthma, die mehrere Nebenwirkungen verursachen kann; Muskelschwäche, beeinträchtigte Immunität, Osteoporose usw. [15]

NATÜRLICHE HEILMITTEL FÜR ASTHMA

Es ist offensichtlich, dass das primäre Ziel der Behandlung darin besteht, die Symptome zu kontrollieren und das Wiederauftreten von Asthmaanfällen zu verringern. Bevor wir verschiedene natürliche Heilmittel für Asthma diskutieren, ist es notwendig hervorzuheben, warum wir diese neben den synthetischen Medikamenten für die Asthmabehandlung benötigen. Die synthetischen Medikamente, die allgemein verfügbar sind, bieten in den meisten Fällen keine dauerhafte Heilung von Asthma. Das bei Asthma als Erstwahl verschriebene Medikament ist ein inhaliertes Kortikosteroid (ICS), das für die tägliche Anwendung erforderlich ist und das bei Kindern, Jugendlichen und Erwachsenen hilft, anhaltendes Asthma zu kontrollieren. [16, 17]

Realistischerweise wurde festgestellt, dass nur die Hälfte der Patienten an dem vorgesehenen therapeutischen Regime festhält, was letztlich die Morbiditätsrate insbesondere bei Kindern erhöht. [18] Die synthetischen

Medikamente haben mehrere Nebenwirkungen, die je nach körperlicher Verfassung des einzelnen Patienten negative Auswirkungen auf das physiologische System haben. Der andere Grund für die Nichteinhaltung des täglichen inhalativen Corticosteroid-Regimes ist außerdem die Zunahme der Kosten für die Gesundheitspflege im Gesundheitswesen.

Das nachfolgende Ergebnis der Nichteinhaltung der Therapie erhöht Asthma-Exazerbationen; was letztlich den Bedarf an medizinischer Notfallversorgung und Hospitalisierung erhöht. Die Asthma-Inzidenz ist bei Personen mit geringem Einkommen häufiger, da es eine hohe Kostenbelastung für die Behandlung darstellt. [19] Ärzte sind sich meist über die Nichteinhaltung der Therapie nicht bewusst, da der Patient sie nicht offenbart. Daher ist eine kosteneffektive natürliche Behandlung immer notwendig, um chronische Erkrankungen wie Asthma zu behandeln.

In diesem Abschnitt werden einige evidenzbasierte natürliche Heilmittel für Asthma zur besseren Kontrolle der Symptome auf kosteneffektive Weise beschrieben.

Die für Asthmatiker empfohlenen Naturheilmittel folgen verschiedenen Wirkungsmechanismen, um die Symptome wirksam zu behandeln. Die natürliche Therapie wirkt als Bronchodilatator, entzündungshemmende, antiallergische und immunitätsfördernde Mittel. Es ist jedoch besondere Vorsicht geboten, um Asthma-Exazerbationen, wie die Vermeidung von Kälte und allergische Reaktionen, zu vermeiden. Empfindliche Menschen sollten sich von Pollen oder Staubpartikeln fern halten, die einen Asthmaanfall auslösen können. Die Vergangenheit hat gezeigt, dass 11 bis 40% der Asthmatiker pflanzliche Heilmittel zur Kontrolle der Symptome bevorzugen. [20]

In diesem Abschnitt beschreiben wir einige natürliche therapeutische Wirkstoffe, die bei der Behandlung von Asthma wirksam sein können.

NATÜRLICHE BRONCHODILATATOREN

Garten Kresse

Garten Kresse ist wissenschaftlich als Lepidium sativum bekannt und gehört zur Familie der Cruciferae. In dem traditionellen medizinischen System werden Garten Kresse-Samen weithin für Asthmakranke verschrieben, um die Symptome zu kontrollieren. Es wurden menschliche Forschungsstudien durchgeführt, um die Wirksamkeit dieses natürlichen Arzneimittels bei Asthma zu untersuchen. Die Studien haben gezeigt, dass Garden Kresse-Samen verschlimmerte Asthmasymptome wie Kurzatmigkeit, Keuchen und anhaltenden Husten abschwächen können. Die Vorteile von Garten Kresse sind nicht auf die Linderung von Symptomen beschränkt, sondern kontrollieren auch alle physiologischen Zustände. Die Verabreichung dieses Krauts kann die Eosinophilenzahl und das ESR-Niveau normalisieren, die bei Asthmatikern gewöhnlich erhöht bleiben. Darüber hinaus wirken Garten Kresse-Samen als Bronchodilatator und verhindern Bronchialkonstriktion, wodurch die Lungenfunktion verbessert wird. Dieses Kraut ist essbar und es wurden keine sicherheitsrelevanten Probleme in klinischen Studien gefunden. [21]

Anwendung

Garten Kresse Samen sind scharf im Geschmack. Das Mischen mit Honig und Zitrone verbessert den Geschmack. [22]

Experten empfehlen, ¼ Teelöffel Lepidium sativum Pulver zu einer gleichen Menge Ingwer zusammen mit einem Teelöffel Honig hinzuzufügen, dann gut mischen. Nehmen Sie es oral zwei Mal am Tag für 2 bis 3 Wochen zur Linderung von Asthma ein.

Tulsi

Tulsi ist bekannt als heiliges Basilikum, das aufgrund seines umfangreichen therapeutischen Nutzens zu therapeutischen Zwecken eingesetzt wird. Der wissenschaftliche Name von Tulsi ist Ocimum Heiligtum. Dieses Kraut hat mehrere bioaktive Phytochemikalien und ist ein etabliertes traditionelles Heilkraut zur Bekämpfung von Husten. Die Vielseitigkeit dieses Krauts zeichnet sich einerseits in der Verbesserung eines anhaltenden Hustens bei Asthmatikern sowie andererseits in der Verbesserung der Lungenfunktion aufgrund seiner entzündungshemmenden Wirkung aus. Tulsi hat auch eine Bronchialmuskel entspannende Fähigkeit. Darüber hinaus wirkt Ocimum Sanctum oder Tulsi antihistaminisch und beugt einer Überempfindlichkeitsreaktion vor. Daher wird das Risiko von allergischen Asthmaanfällen durch regelmäßige konsumierende Tulsi-Blätter reduziert.

Eine klinische Studie wurde durchgeführt, um die Wirksamkeit von Ocimum Sanctum als Bronchodilatator zu überprüfen. In dieser Studie kamen die Forscher zu dem Schluss, dass dieses Kraut zur Behandlung von leichtem bis mittelschwerem Asthma wirksam ist, ohne dass es zu signifikanten Nebenwirkungen kommt. [23]

Anwendung

Ocimum Heiligtum (Tulsi) Tee ist eine der häufigsten Rezepte zur Linderung der Symptome bei Asthmatikern. Bereiten Sie diesen Tee zu, indem Sie 1 Tasse Tulsi-Blätter in heißes Wasser geben, bedecken und 10 Minuten köcheln lassen. Danach fügen Sie einen Teelöffel Honig hinzu. Dieser Kräutertee kann dreimal täglich eingenommen werden, um ein effektives Ergebnis zu erzielen.

Winterkürbis

Winterkürbis oder Wintermelone ist wirksam gegen Bronchospasmus und bietet eine Anti-Asthma-Wirkung. Winterkürbis ist wissenschaftlich als Benincasa Hispida bekannt. Eine Tierstudie wurde durchgeführt, um die antiasthmatische Wirkung von Winterkürbis zu verifizieren und die Ergebnisse zeigten, dass dieser natürliche therapeutische Inhaltsstoff eine antihistaminische Wirkung hat, die erklärt, dass er Bronchospasmen in ungünstigen Umweltbedingungen verhindert. Winterkürbis kann die Histaminfreisetzung blockieren, indem er die Histamin (H1) Rezeptoraktivierung blockiert und Histamin-induzierten Bronchospasmus hemmt. [24]

Anwendung

Wintermelone kann als Wintermelonensuppe zubereitet werden. Das Konsumieren einer Viertel Tasse einmal am Tag kann vor oder nach der Exposition einer Allergie-Reaktion gegenüber vorteilhaft sein.

Wenyang Tongluo Mischung

Dies ist ein chinesisches Arzneimittel, das als Bronchodilatator wirkt und die Funktion der Lungenventilation verbessert. Dieses natürliche Heilmittel bietet bei Asthmatikern langfristige Vorteile, indem es die Aktivität von Adrenalin-Beta-Rezeptoren reguliert und somit Entzündungsreaktionen in den Atemwegen steuert. Zusätzlich hilft es auch, eine Hypo-Ansprechbarkeit zu erreichen, indem der 5-Hydroxytryptaminspiegel im Blutserum verringert wird. [25]

Anwendung

Klinische Experten empfehlen, dass 6 Teelöffel Wenyang Tongluo Mischung zweimal täglich die Lungenfunktion verbessern kann. [26]

Solanum Xanthocarpum

Dies ist ein uraltes Heilkraut, das in traditionellen alternativen Therapien wie Siddha und Ayurveda zur Behandlung von Asthma eingesetzt wird. Wie wir wissen, verursacht Asthma Bronchokonstriktion zusammen mit anderen Symptomen, einschließlich Husten, Atemlosigkeit und erhöhte Sekretion von Histamin. Die Behandlung von Patienten mit diesem pflanzlichen Arzneimittel kann die Lungenfunktion und andere Symptome durch eine ausreichende Bronchodilatation verbessern. [27]

Solanum Trilobatum ist eine andere Klasse von Kraut, das auch zur Asthmabehandlung durch Hemmung der Degranulation der Mastzellen fähig ist. Daher verhindert es die Freisetzung von Interleukin, einem Entzündungsmediator, und verringert allergische Reaktionen. [28] Daher ist eine Kombination dieser beiden Kräuterarten in der Lage, Asthmasymptome wirksam zu behandeln.

Anwendung

Klinische Experten empfehlen eine Kombination dieser beiden Kräuter in Form eines Pulvers. Eine Dosis von einem Viertel Teelöffel pro Tag wird Erleichterung von leichtem bis mittelschwerem Asthma bieten. [27]

Tylophora Indica

Der englische Name dieses Krauts ist indische Sarasa Parilla. Dies ist eine immergrüne Pflanze und ihre Blätter und Wurzeln werden hauptsächlich für therapeutische Zwecke verwendet. Die traditionelle Medizin, die mit diesem natürlichen Inhaltsstoff hergestellt wird, ist aufgrund ihrer Wirksamkeit als Bronchodilatator bei der Behandlung von Asthma wirksam. Dieses Kräuterpräparat verbessert die Lebensqualität des Patienten durch Linderung von Asthmasymptomen. [29] Die Wirksamkeit dieses traditionellen Krauts wird auch durch mehrere klinische Forschungsstudien bestätigt. Forschungsergebnisse zeigten, dass Alkaloide, die in diesem Kraut vorhanden sind, wirksam sind, um die Lungenfunktion zu verbessern. [30]

Anwendung

Der Rat von Experten der Naturheilkunde lautet, dieses Kräuterergänzungspulver 1 - 2 Teelöffel zusammen mit Wasser dreimal täglich einzunehmen. [29]

Echinacea Purpurea

Echinacea Purpurea ist eine weitere natürliche Pflanzenquelle, die eine anti-asthmatische Wirkung hat. Es wirkt als Bronchodilatator, als ein entzündungshemmendes Mittel und hat eine antihistaminische Wirkung. Die Vorteile dieses Kräuterpräparats sind vergleichbar mit anderen üblicherweise verschriebenen konventionellen Antiasthmatika, einschließlich Salbutamol; welches ein kurz wirksamer Bronchodilator und Budesonid ist; als inhalatives Kortikosteroid zur Verringerung der Entzündung der Atemwege verwendet. Die inhibitorische Wirkung der Histaminfreisetzung und Unterdrückung der Acetylcholin-induzierten Bronchokonstriktion ist die primäre Wirkung von Echinacea purpurea. Die Behandlung mit diesem Kraut bewirkt eine Entspannung der Atemwege. Darüber hinaus hat dieses Kraut eine entzündungshemmende Wirkung, die die Häufigkeit von Asthmaanfällen weiter reduzieren wird. [31]

Anwendung

Es gibt verschiedene Dosierungsformen von Echinacea Purpurea, die als naturheilkundliche Behandlungsmöglichkeiten erhältlich sind; Kapsel, Tinktur, getrocknete Pulverform. Experten empfehlen jedoch, dass die Flüssigkeitsdosierung besser ist als die Feststoffdosierung. Dieses Kraut kann auch in Form von hausgemachtem Kräutersaft verwendet werden. Zur Dosierung von Echinacea-Pulver: Ein Viertel Teelöffel pro Tag, bzw. ein Viertel Teelöffel in flüssiger Form pro Tag. Laut Experten sollte dieses pflanzliche Präparat nicht für längere Zeit verwendet werden. Diese natürliche Medizin sollte verwendet werden, wenn die Symptome auftreten und die Dauer der Verwendung sollte lediglich 1 bis 2 Wochen betragen. [32]

Kurkuma

Kurkuma hat mehrere gesundheitliche Vorteile aufgrund der darin enthaltenen sekundären Pflanzenstoffe. Wissenschaftlich ist Kurkuma als Curcuma Longa bekannt, und Cumin ist einer seiner stärksten bioaktiven Bestandteile. Die antioxidativen und entzündungshemmenden Eigenschaften von Kurkuma sind gut erforscht. Kurkuma hemmt die Produktion von induzierbarer Stickoxid-Synthase und proinflammatorischen Zytokinen. Dieses Kraut verhindert auch die Initiation von aktivierendem Protein-1 und NF-kappaB. Somit stellt es eine entzündungshemmende Wirkung bereit, die bei der Verhinderung einer Bronchialentzündung wirksam ist, wenn ein Asthmatiker mit einem Allergen oder einem infektiösen Agens in Kontakt kommt.

Allergie-induziertes Asthma ist eines der größten Probleme während der Pollensaison. Dieses Problem kann durch die Verabreichung von Kurkuma oder Cumin ergänzt werden. Cumin kann die Freisetzung von Allergen-induzierten Entzündungsmediatoren blockieren. Kurkuma unterdrückt auch die Produktion von IgE und hemmt die Funktion von Eosinophilen, die auch Allergie-induzierte Asthmaanfälle verhindert und kontrolliert. Tierversuchs-Ergebnisse zeigten, dass Cumin-Ergänzungsmittel die Verengung der Atemwege und Hyperreaktivität der Atemwege signifikant kontrollieren kann. Die signifikante Verbesserung der Lungenfunktionstests in menschlichen Forschungsstudien zeigen den Beweis für die Wirksamkeit von Kurkuma bei der Asthmabehandlung. Durch den Verzehr von Kurkuma oder Cumin bietet die entzündungshemmende Eigenschaft dieses Krauts eine effektive Asthmabehandlung. Darüber hinaus helfen die Antioxidantien der Kurkuma bei häufigen Asthmaanfällen und Atemwegserkrankungen.

Es gibt keine Bedenken hinsichtlich sicherheitsrelevanter Probleme in Bezug auf dieses Kraut. Asthma-Patienten können Kurkuma oder Kurkumin-Ergänzung ohne Bedenken einnehmen. [20]

Anwendung

Es wird empfohlen, einen Viertel Teelöffel Kurkumapulver mit einer Prise schwarzem Pfefferpulver zu mischen. Eine Forschungsstudie zeigte, dass Piperin, das in schwarzem Pfeffer vorhanden ist, die Geschwindigkeit der Absorption und Bioverfügbarkeit von Cumin erhöht.

Ginkgo Biloba

Ginko Biloba wird wegen seines umfangreichen therapeutischen Angebots häufig in traditionellen Arzneimitteln verwendet. Die entzündungshemmende Wirkung dieses Krauts kann eine erhebliche anti-asthmatische Wirkung liefern. PKCalpha-Aktivierung kann organspezifische Aktivität verursachen. [33] Die Aktivierung von PKCalpha in den Atemwegen verursacht eine Entzündung. Ginko Biloba blockiert den Eintritt von Entzündungen und inaktiviert die Proteinkinase C alpha (PKCalpha) Aktivität und verhindert zusätzlich Entzündungen. [34] Dieses Kraut verbessert die Lungenfunktion durch Verringerung der Bronchospasmus und bronchiale Hyperreagibilität. [30]

Anwendung

Klinische Forschungsexperten empfehlen eine Kombination von Borretschöl und Ginkgo Biloba; komplementäre Therapie zur Behandlung von allergischem Asthma. [35]

Ligusticum Wallichii

Dieses Kraut ist eine bekannte Zutat in der traditionellen chinesischen Medizin (TCM). Es kann Histamin-induzierten Bronchospasmus verhindern, indem es Thromboxan A2 antagonisiert. Die Aktivierung von Thromboxan A2 verursacht eine Atemwegskonstriktion durch Freisetzung von Prostaglandinen. [36] Die Freisetzung von Prostaglandinen in den Atemwegen verursacht Entzündungen und induziert Bronchospasmen. Daher bewirkt die Inhibierung der Aktivität des Thromboxan A2-Rezeptors durch Verabreichung von Ligusticum Wallichii eine Linderung von Bronchospasmen. [37]

Medizinische Forscher fanden zudem heraus, dass der Thromboxan-B2-Spiegel in den Lungen während schwerer Asthmaanfälle erhöht ist. [38] Eine Verabreichung von Ligusticum Wallichii kann einen schweren Asthmaanfall verhindern, indem der Gehalt an Thromboxan B2 in der Lunge reduziert wird. [37] Daher können saisonale schwere Asthmaanfälle durch die Verabreichung dieses natürlichen Arzneimittels kontrolliert werden.

Anwendung

Experten empfehlen, neben der Zubereitung von grünem Tee, Ligusticum Wallichii Pulver während der Pollen- oder Wintersaison, um eine Übertreibung der Symptome zu verhindern. [39]

Boswellia Serrata

Dieses Kraut wird lokal als indischer Weihrauch bezeichnet. Dieser natürliche Inhaltsstoff wird aufgrund seiner entzündungshemmenden Wirkung effektiv zur Behandlung von Asthma eingesetzt. Die aktiven phytochemischen Boswelliasäuren, die in dieser Kräutermedizin vorhanden sind, können die Biosynthese von Entzündungen, wie Leukotriene, hemmen. [30]

Eine Forschungsstudie zeigte, dass die Verabreichung dieser natürlichen Medizin asthmatische Linderung der Symptome, einschließlich Atembeschwerden und Keuchen liefern kann. Dieses natürliche Heilmittel ist auch wirksam bei der Verringerung der Häufigkeit von Asthmaanfällen und Verbesserung der Lungenfunktion. [40]

Anwendung

Ein Viertel Teelöffel Gummi-Harz aus Boswellia Serrata, kann dreimal täglich verzehrt werden, um eine positive Wirkung auf Asthmasymptome zu erzielen.

Lakritze

Süßholz ist eine natürliche Heilpflanze-Zutat, die wissenschaftlich Glycyrrhiza Glabra genannt wird. Dieses pflanzliche Heilmittel ist wirksam bei der Behandlung von Asthmasymptomen aufgrund seiner starken entzündungshemmenden Wirkung. Das phytochemische Glycyrrhizin, das in diesem pflanzlichen Präparat vorhanden ist, ist dem Corticosteroid strukturell ähnlich und stellt ein steroidähnliches Relief bereit, das eine entzündungshemmende Wirkung in Lunge und Bronchien nachahmt. Darüber hinaus kann dieses Kraut Atemwegkonstriktion, Hyperreaktivität und ECP-Infiltration in den Atemweg verhindern. Daher ist dieses Kraut wirksam bei der Behandlung von Asthmasymptomen. [41]

Anwendung

Süßholzwurzel ist süß im Geschmack, sodass es direkt gekaut werden kann, aber es ist medizinisch nicht empfohlen. Lakritz-Kräutertee mit Zimt ist eine bevorzugte Darreichungsform. Lakritzkapsel sind auch im Bereich der Naturheilkunde erhältlich. Aus Sicherheitsgründen wird jedoch eine langfristige Anwendung dieses Medikaments nicht empfohlen. [42]

Expektorantien

Asthma-Patienten neigen dazu, eine Ansammlung von Schleim in den Atemwegen zu erfahren, die auch die Atemwege durch Verengung der Atemwege blockiert. Übermäßige Schleimansammlung in der Brusthöhle verschlimmert den Asthma-Zustand. Daher ist ein Expektorans nützlich, um den Schleim zu hemmen und Symptome zu lindern. [43]

Schwarzkümmelöl

Schwarzkümmel kann eine beträchtliche therapeutische Linderung gegen Asthma liefern, da es hilft, Schleimbildung in der Brust zu verhindern und Kurzatmigkeit zu behandeln. Zusätzlich dazu gibt es mehrere Vorteile, die aus schwarzen Samen bei der Behandlung von Asthma aufgrund seiner entzündungshemmenden und anti-Histamin-Eigenschaft erhalten werden können. Es wirkt als Bronchodilatator und ist sehr wirksam bei der Verringerung von Asthma-Symptomen, einschließlich Eosinophilie, INF-Gamma-Zytokin, IgE und FeNO. Klinische Forscher fanden zudem heraus, dass die Inhalation von Schwarzkümmelöl bei der Kontrolle von Exazerbationen von Asthmasymptomen wirksam ist. [44]

Anwendung

Schwarzkümmelöl ist eine sehr konventionelle Darreichungsform von Schwarzkümmel, die in den meisten medizinischen Geschäften und Apotheken weit verbreitet ist. Experten empfehlen, dass die Dosis von Schwarzkümmelöl schrittweise erhöht werden sollte, um Intoleranz zu vermeiden. Die empfohlene Höchstdosis von Schwarzkümmelöl beträgt 3 Teelöffel pro Tag. Dieses pflanzliche Präparat kann langfristig angewendet werden, da es eine prophylaktische Wirkung gegen Asthma hat.

Knoblauch

Knoblauch, wissenschaftlich bekannt als Allium Sativum, ist ein guter Schleimlöser und hilft bei der Austreibung von Schleim und Schleim aus den Atemwegen und reduziert den Umfang der Asthma-Komplikationen. [45] Darüber hinaus hat Knoblauch mehrere therapeutische Vorteile für die Behandlung von Asthma, wie immunmodulatorische, entzündungshemmende und antiallergische Eigenschaften. [46] Es verhindert Allergen-induzierte Histaminfreisetzung und reduziert den IgE-Spiegel im Blut. Tierforschungsdaten lieferten signifikante Beweise dafür, dass Knoblauch Entzündungen der Atemwege reduzieren kann.

Anwendung

Den Saft aus dem Knoblauch extrahieren und durch Mischen mit Wasser verdünnen. Knoblauch ist sicher zu verwenden, aber übermäßiger Gebrauch kann Magenprobleme verursachen. [47]

Ingwer

Husten ist ein sehr häufiges Symptom von Asthma. Ingwer wird verwendet, um dieses Symptom aufgrund seiner hustenstillenden und schleimlösenden Eigenschaften zu kontrollieren. Traditionell wird Ingwer verwendet, um Husten zu kontrollieren. Medizinische Forschungen haben festgestellt, dass Ingwer darüber hinaus hilft, Atemwege zu beruhigen. [48] Gingerol, Shogaol sind die in Ingwer enthaltenen Phytochemikalien und können intrazelluläres Calcium modulieren und eine Bronchodilatation bewirken. [48]

Anwendung

Ingwertee ist eine der besten Möglichkeiten, dieses Kraut in Ihrem Leben zu integrieren. Bereiten Sie Ingwertee vor, indem Sie zerdrückten Ingwer zu heißem Wasser hinzufügen. Den Deckel abdecken und 5 bis 10 Minuten einwirken lassen. Fügen Sie einen Teelöffel Honig als Süßstoff hinzu. Trinken Sie dies zweimal täglich zur Linderung von Husten und zur allgemeinen Linderung von Asthmasymptomen. [49]

IMMUNMODULATOR UND STRESSREDUZIERENDES MITTEL

Es wurde bereits erwähnt, dass Stress negative Auswirkungen auf Asthmapatienten haben kann. Lifestyle-Management ist eine der effektivsten Methoden des Stressmanagements, aber auch pflanzliche Medikamente werden zur Bewältigung von Stresssituationen empfohlen.

Ashwagandha

Ashwagandha, wissenschaftlich bekannt als Withania Somnifera, ist wirksam beim Stressabbau und hilft bei der Angstkontrolle. In Ashwagandha gibt es mehrere therapeutisch wichtige Phytochemikalien, die vor organspezifischen oxidativen Schäden schützen. Dieses Kraut hat eine adaptogene Wirkung, die das Energieniveau in den Muskeln aufrechterhält. Darüber hinaus verbessert der immunmodulatorische Effekt von Ashwagandha den allgemeinen Gesundheitszustand. [50, 51]

Anwendung

Nehmen Sie zweieinhalb Teelöffel Ashwagandha-Pulver, mit Milch gemischt, vor dem Schlafengehen ein.

Weizengras

Weizengras ist ein nährstoffreiches pflanzliches Arzneimittel mit einer breiten Palette von sekundären Pflanzenstoffen. Dies ist hilfreich, um mehrfache Beschwerden zu behandeln. Der hypoxische Zustand entsteht bei Asthma aufgrund von Polypbildung im Bronchialatemweg. Medizinische Forschungen zeigen, dass der epithelial-mesenchymale Übergang (EMT) -induzierte hypoxische Zustand einer der pathologischen Befunde bei Asthma ist. Weizengras hat eine hemmende Wirkung gegen den Übergang (EMT) -induzierten hypoxischen Zustand durch Blockieren der Aktivierung von HIF-1 & agr ; Im hypoxischen Zustand ist der E-Cadherin-Spiegel in Bronchialepithelzellen höher und wirkt als Biomarker. Weizengras kann E-Cadherin reduzieren und hypoxische Zustände verhindern. [52]

Anwendung

Weizengrassaft ist ein praktiziertes natürliches Heilmittel zur Vorbeugung und Behandlung von vielen chronischen Erkrankungen, einschließlich Asthma. Experten schlagen vor, Weizengrassaft vor dem Frühstück zu trinken, um den optimalen Nutzen zu erzielen. Zudem sind Weizengras-Ergänzungstabletten in Fachgeschäften erhältlich. [53]

NATÜRLICHE THERAPEUTISCHE FORMULIERUNGEN

Alle oben diskutierten Kräuter werden allein oder in Kombination verwendet, um Kräuterformeln herzustellen. Einige natürliche therapeutische Formeln sind bereits in China, Japan und anderen asiatischen Ländern für Asthmabehandlung etabliert. Im Folgenden diskutieren wir sie kurz:

Tsumura Saiboku-to (TJ-96)

Abgesehen von diesem Kraut ist Tsumura saiboku-to (TJ-96) eine natürliche Medizin, die in China und Japan zur Behandlung von chronischem Asthma weit verbreitet ist. [54] Es enthält 10 Kräuter, die zur Verbesserung der Atemfunktionen verwendet werden. Dieses Kraut ist wirksam bei der Verringerung des Niveaus des eosinophilen kationischen Proteins (ECP). Bei Asthmatikern spielt ECP eine Hauptrolle bei bronchialen Entzündungen, die Bronchialepithelschäden verursachen und die bronchiale Hyperreagibilität erhöhen. Die Behandlung mit TJ-96 hilft dabei, den ECP-Spiegel zu senken und gut kontrolliertes Asthma sowie vorbeugende Maßnahmen gegen schweres Asthma zu bieten. [55]

Ge Jie Anti-Asthma-Pille

Dieses Medikament wird im TCM-System (Traditional Chinese Medicinal) verwendet, das eine Kombination aus verschiedenen traditionellen, therapeutischen und natürlichen Inhaltsstoffen enthält, darunter Lakritz, Coptidis, Zinnober, Ephedra, Ophiopogon, Aprikosenkerne, Scutellaria und Gecko-Echsenschwanz. Vor der Einnahme dieses Medikaments ist eine Konsultation mit einem Arzt für die Dosierung und ggf. Vorsichtsmaßnahmen dringend zu empfehlen. [56]

Krokodil Galle Pille

Dies ist ein weiteres natürliches Heilmittel unter TCM-System (Traditional Chinese Medicinal). Eine Vielzahl von natürlichen Zutaten, wie Ophiopogonwurzel, Spargelwurzel, Gips, Perillasamen, Lilienzwiebel, Asterwurzel, Trichosantheswurzel, Moutanrinde, Platycodonwurzel, Peucedanumwurzel, Orangenschale und Scutellariawurzel werden kombiniert, um diese natürliche Medizin herzustellen. [56] Diese Therapie hilft, die Funktion der unteren Atemwege aufrechtzuerhalten und die Immunität zu stärken, um Asthma vorzubeugen. Es hilft auch Schleim zu reduzieren, Keuchen zu reduzieren und die Lunge zu versorgen. [57] Es wird dringend empfohlen, dieses Regiment vor Beginn der Therapie mit einem Arzt zu besprechen, um die ideale Dosis zu bestimmen. Es ist nicht für Kinder unter 12 Jahren oder schwangere Frauen empfohlen.

Kan-Lin und Wen Yang

Dies ist eine Kombination von Naturheilmitteln aus verschiedenen Heilkräutern, einschließlich Akonit, Angelika, Atractylodes, Astragalus, Bupleurum, Codonopsis, Dattel, Dodder, Epimedium, Ingwer, Psoralen, Poria, Rehmannia, Scute und Yam. [58] Das pflanzliche Präparat wird auch bei der Asthmabehandlung verwendet.

Syosaiko-to und Saiboku-to

Syosaiko-to und Saiboku-to ist eine Kombinationstherapie für traditionelle chinesisch-japanische Naturheilverfahren zur Behandlung von Bronchialasthma. Diese Kombination hilft, Entzündungen im Bronchialmuskel zu reduzieren und den Luftdurchgang zu verbessern. Die Wirkung dieser Arzneimittel hat gezeigt, dass diese natürliche Kombination Säure reduziert und die metabolische Säureproduktion unterdrückt. Die Studie zeigt, dass die Verabreichung von Syosaiko-to und Saiboku-to die Freisetzung von Entzündungsmediatoren wie Cyclooxygenase und Lipoxygenase reduziert und somit eine entzündungshemmende Wirkung bewirkt. [59]

Mai Men Dong Tang / Ophiopogonis Dekokt

Mai Men Dong Tang ist eine chinesische traditionelle Medizin zur symptomatischen Linderung von Asthma. Dieses Arzneimittel ist eine Kombination aus verschiedenen natürlichen Inhaltsstoffen wie Radix Ophiopogonis, Rhizoma Pinelliae, Ginseng, Semen Oryzae, Fructus Jujubae und Rhizoma Glycyrrhizae. [60] Dieses natürliche Heilmittel ist nützlich für die Verbesserung der Gesundheit der Lunge. Es wirkt als Bronchodilatator. Es verhindert zudem eine Hyperreagibilität der Bronchien. Dieses Medikament ist auch wirksam bei der Reduzierung von Husten.

Ding Chuan Tang

Dies ist eine etablierte traditionelle chinesische Medizin für Asthma. Sie besteht aus verschiedenen Kräutern wie Ginkgo, Ephedrae, Perillae, Glycyrrhizae, Tussilago Blume, Aprikosensamen, Rinde der Maulbeere Wurzel (Sang Bai Pi), Baical Skullcap Wurzel und Pinellia Rhizom. Diese Zubereitung ist wirksam bei der Behandlung von Husten und Keuchen. [61] Eine klinische Forschung wurde durchgeführt, um die klinische Effizienz dieser natürlichen Medizin zu bewerten. Das Studienforschungsergebnis zeigte, dass dieses Medikament wirksam ist, Asthmasymptome bei Kindern zu kontrollieren und persistierendes Asthma zu verbessern. [62]

Padmapatradi Yoga

Dies ist ein ayurvedisches pharmakotherapeutisches Kräuterpräparat, das aus verschiedenen Kräutern besteht, darunter Inula a recemosa, Cloreno serratum, Alpinia galanga, Hedychium Spicatum und Piper longum. Diese verschiedenen Kräuter zusammen bieten mehrere Vorteile, die helfen, Asthma besser zu kontrollieren. Bei der Asthmabehandlung besteht das Hauptziel darin, ein gut kontrolliertes Asthma zu erreichen, das nicht nur Erleichterung bringt, sondern auch die Häufigkeit von Anfällen verringert und die Lebensqualität verbessert.

In diesem pflanzlichen Präparat folgt Inula recemosa dem gleichen Mechanismus wie Adrenalin, zB die Bronchienverengung durch Entspannung zu lindern. Die Intensität der Wirkung ist vergleichsweise gering und bietet einen verzögerten Wirkungseintritt im Vergleich zu Adrenalin. Dieses Kraut bietet aufgrund seiner anhaltenden Wirkungsweise eine längere Linderung der Symptome. Sowohl Clero denum serradrum als auch Hedychium spicatum haben antihistaminische und entzündungshemmende Eigenschaften. Piper longum wirkt als Immunmodulator. Alpinia Galanga ist ein Bronchodilatator und besitzt auch entzündungshemmende Wirkungen, die bei Bronchiolen wirksam sind. Experten schlagen vor, dass dieses Medikament möglicherweise nicht für Patienten mit Verstopfung geeignet ist, insbesondere bei älteren Asthmatikern. [63]

ALTERNATIVE BEHANDLUNGSMETHODEN BEI ASTHMA

Neben natürlichen Pharmatherapeutika werden alternative Behandlungsmethoden zur Asthmabehandlung eingesetzt. Alternative Therapien ziehen auch die Aufmerksamkeit von Medizinern und der Öffentlichkeit auf sich. Es gibt mehrere alternative Behandlungsmethoden, die als nicht-pharmakologische Behandlungen gelten. Akupunktur, Atemkontrolle, Hypnose, Chiropraxie, Yoga und Speläotherapie sind einige der Behandlungen, die bei vielen Patienten auch eine erfolgreiche Kontrolle über Asthmasymptome bieten. [64] Dies obwohl diese alternativen Behandlungsmethoden nicht in jeder Kultur gleichermaßen akzeptiert werden. Abhängig von der kulturellen Variation können die alternativen Behandlungsmethoden ebenfalls variieren. Akupunktur ist weit verbreitet und wird in der traditionellen chinesischen Medizin praktiziert, während Yoga ein integraler Bestandteil des indischen Lebensstils ist. Diese traditionellen Behandlungsmethoden treten jedoch allmählich in das Gesundheitsmanagement chronischer Erkrankungen ein, einschließlich der Behandlung von Asthma, aufgrund ihrer Effizienz, um die Gesundheitsbedingungen zu verbessern und Nebenwirkungen zu reduzieren.

Das Hauptziel alternativer Methoden bei der Asthmabehandlung besteht darin, die Krankheit besser zu bekämpfen, als nur symptomatisch zu lindern. Die Anwendung alternativer Methoden bei Asthmapatienten bietet ein ganzheitliches Management und verbessert das allgemeine Wohlbefinden der Patienten. Wir werden einige der alternativen Methoden zur Asthmabehandlung weiter diskutieren.

Atemübungen / Pranayama

Atemübungen sind eine der am häufigsten verwendeten nicht-pharmakologischen Interventionen, die für Asthma-Patienten empfohlen werden. Die Technik zur Durchführung von Atemübungen, im Ayurveda, auch als Pranayama bekannt, ist wie folgt:

1. Tiefes Atmen durch tiefen Ein- und Ausatmungsprozess durch beide Nasenlöcher.

2. Im nächsten Schritt muss die Person in aufrechter Haltung und gefalteten Beinen sitzen. Passen Sie die Hände in der hinteren Position an und halten Sie dann das rechte Handgelenk mit dem linken Arm. Atmen Sie Luft ein, indem Sie den Körper in Rückwärtsrichtung biegen. Anschließend atmen Sie aus, während Sie den Körper in Vorwärtsrichtung bewegen und die Stirn bis zum Boden berühren. Dann entspannen Sie sich und kehren Sie zur ursprünglichen Haltung zurück.

3. Setzen Sie sich mit aufrechter Haltung und gefalteten Beinen. Atmen Sie Luft mit einem Nasenloch ein und atmen Sie durch das andere Nasenloch wieder aus. Wiederholen Sie den gleichen Atemvorgang, indem Sie das Nasenloch abwechseln.

4. Setzen Sie sich mit aufrechter Haltung und gefalteten Beinen. Atmen Sie durch beide Nasenlöcher ein. Beim Ausatmen erzeugen Sie einen Klang wie eine summende Biene.

5. Bei Asthma-Patienten ist der Ausatmungsprozess nicht vollständig abgeschlossen. Experten empfehlen Atemübungen zur Lungenstärkung. Um dies auszuführen, müssen Sie mit aufrechter Haltung und gefalteten Beinen sitzen. Dann tief einatmen und während des Ausatmens einen OM-Ton mit maximaler Kraft erzeugen. Wiederholen Sie dies, um die Lungenkapazität zu erhöhen. [65]

6. Diese Atemübungen stärken die Lungenfunktion und sind für Asthmapatienten von Vorteil.

Yoga

Yoga ist eine Kombination aus körperlichen Übungen und Atemkontrolle. Im Yoga wird eine typische Körperhaltung verfolgt. In einigen Fällen beinhaltet der Yogatechniker auch Meditation für ein besseres Ergebnis. Eine klinische Forschung wurde durchgeführt, um die Effizienz von Yoga bei Asthmabehandlung zu überprüfen. Es wurde berichtet, dass das Praktizieren von Yoga zusammen mit der konventionellen Medizin den Asthmazustand einer Person verbessern kann, indem das Auftreten von Asthmaanfällen verringert wird. Die Symptome des Asthmatikers werden gut kontrolliert, verringern den Bedarf an Medikamenten und verbessern die Lungenfunktion.

Speziell für Asthmatiker entwickeltes Yoga umfasst Atemübungen, Lösen von Körperübungen, gefolgt von Körperhaltungen, dann langsamen Atemtechniken, Meditation und einer ganzheitlichen Sitzung. Der Schritt für Schritt Prozess von Yoga für Asthmatiker ist wie folgt:

1. Atemübungen für 5 Minuten, in denen der Patient einfache Hand- und Körperbewegungen ausführt.

2. Lockernde Übungen werden hauptsächlich durchgeführt, um alle Gelenke des Körpers zu entspannen; 5 Minuten lang kontinuierlich wiederholen. Suryanamaskar und Sithilikarana Vyayama sind verschiedene Yogastellungen, die aus der Lockerung der Gelenke bestehen.

3. Yogasanas soll 20 Minuten lang durchgeführt werden. In Yogasanas werden Haltungsveränderungen im Stehen, auf dem Rücken oder in Bauchlage auf sehr systematische Weise durchgeführt. Während Yogasanas muss sich der Körper in verschiedene Richtungen biegen, während er die Änderungen der Atmung und der Haltung kontrolliert. Es sollte mit einer abschließenden Haltung im Relax-Modus der Muskeln im Körper enden.

4. Savasana sollten Sie für 10 Minuten nach Abschluss der Yogasanas durchführen. Während dieser Yoga-Haltung werden alle Muskeln im Körper vollständig entspannt und die Person wird durch bewusste, langsame Ein- und Ausatmung geistig ruhig.

5. Spezielle Atemübungen, die Pranayama genannt werden, können für 10 Minuten fortgesetzt werden, in denen das tiefe bewusste Atmen bequem fortgesetzt wird.

6. Im Yoga wird Meditation für mentalen Frieden und Freiheit von emotionalem Stress durchgeführt.

7. Experten empfehlen auch die wöchentliche Anwendung des traditionellen Nasen- und Magenwaschverfahrens, das in Ayurveda auch als "Kriyas" bekannt ist.

8. All diese Yoga-Stellungen verbessern die Atemwegskapazität bei Asthmapatienten und verhindern eine Atemwegskonstriktion bei leichter körperlicher Aktivität oder während der Exposition gegenüber chemischen oder Umweltreizen, die Asthmaanfälle auslösen.

Regelmäßiges Yoga beugt Atemwegskonstriktionen vor. Der Vorteil von Yoga ist nicht auf physikalische Parameter beschränkt, sondern auch auf die psychologischen Faktoren. Regelmäßiges Yoga bei korrekter Haltung hilft, die Vagusnervaktivität zu verändern, die eine direkte Rolle bei der Regulation des Bronchialdurchmessers spielt. Regelmäßiges Yoga zusammen mit Meditation kann die Erregbarkeit des Nervensystems reduzieren, indem es den Stresslevel reguliert. Daher ist es bei der Kontrolle von Asthmasymptomen hilfreich. [66]

Akupunktur

Akupunktur ist eine etablierte Alternative zur Asthmabehandlung nach dem chinesischen traditionellen medizinischen System. Die Wirksamkeit dieser traditionellen Medizin ist aufgrund ihrer Wirksamkeit zur Behandlung chronischer Erkrankungen, einschließlich Asthma, regional begrenzt. Die Weltgesundheitsorganisation (WHO) und die National Institutes of Health (NIH) empfehlen diese nicht-pharmakologische Behandlung als Therapie für Asthmatiker in Verbindung mit anderen chronischen Krankheitsmanagements. Die richtige Verwaltung der Akupunktur kann die Lungenfunktion verbessern und die Notwendigkeit für konventionelle Medikamente bei der Bekämpfung von Asthma verringern. Darüber hinaus kann Akupunktur Th2 Immunität auch regulieren und sIgA Sekretion durch Nasen- und Speichelsekretion hemmen. Nach klinischen Experten kann Akupunktur die Häufigkeit von Asthmaanfällen und Exazerbationen von Symptomen verringern. Akupunktur ist wirksam bei der Behandlung von übermäßiger Schleimsekretion und kann die Immunität weiter steigern, was für die Behandlung von allergischem Asthma vorteilhaft ist. [67] Eine menschliche Forschungsstudie hat gezeigt, dass leichtes bis mittelschweres hartnäckiges Asthma durch die Behandlung mit Akupunktur gut kontrolliert werden kann. [68]

Chiropraktische spinale manipulative Therapie

Bei dieser Therapie wird die natürliche Heilkraft des Körpers durch spinale Manipulation, Mobilisierung, Weichteiltherapie und / oder Atemkontrollübungen unterstützt. Durch diese Therapie führt der Chiropraktiker bei Asthmapatienten spinale oder andere organspezifische Manipulationen durch, um den Brustkorb in Schwingung zu versetzen und die Rippen auszudehnen, was den arteriellen Blutfluss verstärkt und das Lymphsystem verbessert. Die Spinaltherapie reguliert auch die Aktivität des Nervensystems. Das richtige Erreichen dieser alternativen Therapie kann Asthma-Patienten symptomatisch helfen. [69] Eine klinische Studie bei pädiatrischen Patienten hat gezeigt, dass die chiropraktische spinale Manipulationstherapie wirksam ist, um die Schwere von Asthma zu kontrollieren und die Lebensqualität von Kindern zu verbessern. Klinische Experten empfehlen diese Therapie, insbesondere für Asthma bei Kindern, um ihren Zustand zu verbessern. [70]

Speleotherapie

Die Speleotherapie ist eine Art von Klimatherapie, die eher selten unter traditionellen alternativen Methoden zur Behandlung von chronischem Asthma verwendet wird. In dieser einzigartigen strukturierten Therapie der Klimatherapie wird das Klima in den Höhlen zur Behandlung chronisch obstruktiver Atemwegserkrankungen genutzt. [71] Die Verwendung bestimmter klimatischer Bedingungen, die für Höhlen und Salzminen spezifisch sind, kann bei der Behandlung verschiedener Erkrankungen helfen, insbesondere bei Erkrankungen der Atemwege. Experimentelle Studien haben zeigt, dass die Anwendung der Speleotherapie hilft, die Gewebestruktur zu reparieren, indem das Wachstum der Zellstruktur stimuliert wird. [72] Aber es ist notwendig, eine optimale Klimakondition der Höhle zu erhalten, um die optimalen gesundheitlichen Vorteile zu erhalten. [73]

Aromatherapie

Allergische Rhinitis hat einen negativen Einfluss auf Asthma-Patienten, da sie die Symptome verschlimmern. Aromatherapie ist eine traditionelle Methode zur Entspannung des Körpers. Aber nach und nach fanden Forscher der alternativen Medizin, dass ätherische Öle, die in der Aromatherapie verwendet werden, mehrere gesundheitliche Vorteile haben, einschließlich der Abwendung von allergischer Rhinitis, die folglich auch für Asthmatiker vorteilhaft ist. Ätherische Öle sind natürliche Öle, die durch Destillation aus Pflanzen gewonnen werden. Diese Öle haben einen charakteristischen Geruch, abhängig von den verschiedenen Phytochemikalien in ihnen. Experten empfehlen Eukalyptusöl, Ravensara-Öl und Weihrauchöl für allergische Rhinitis. Diese ätherischen Öle sind eine reiche Quelle von Monoterpenen wie 1, 8-Cineol, Alpha-Terpineol und Alpha-Pinen und besitzen entzündungshemmende und eine immunmodulatorische Wirkung. Sandelholzöl wird auch häufig in der Aromatherapie zur Entspannung eingesetzt. Santalol ist eine in Sandelholzöl enthaltene bioaktive Phytochemikalie. Experten empfehlen die Aromatherapie zur Verbesserung der Lebensqualität von Asthmatikern durch die Verringerung der allergischen Neigung, die Vorbeugung von allergischer Rhinitis und bieten eine beruhigende Wirkung, um Stress abzubauen. [74]

Massage

Eine Massage-Therapie ist eine wirksame alternative Behandlungsmethode, die bei Asthma-Patienten angewendet werden kann. Massage wirkt als ein integrierter therapeutischer Kurs im TCM-System. Nach dem chinesischen traditionellen medizinischen Konzept sind die gestörte Lebensenergie (Qi), Verteilung und der Mangel an physiologischer Harmonie die Hauptfaktoren, die für irgendwelche chronischen Krankheiten verantwortlich sind. Der Qi-Mangel erhöht das Risiko von mikrobiellen Anfällen und verschlimmert den Zustand. Laut chinesischen Ärzten ist die Ansammlung von Schleim eine der Hauptursachen für Qi-Mangel und gestörte Wasseraufnahme. Eine Massage-Therapie reduziert den Umfang der Schleim-Retention und hilft auch, die Verteilung der Lebensenergie (Qi) zu verbessern, was das Risiko von Exazerbationen verringert. Die Massage-Therapie ist wirksam für Kinder, die an Asthma leiden. Die Intervention der Massage bei jüngeren Kindern zeigt eine Erleichterung innerhalb von 30 Minuten. Die Verringerung des Angstzustands und die Hemmung der Cortisolsekretion werden durch Massage erreicht und können sofortige Linderung bringen. Durch Massage gewonnene körperliche Aktivität kann die Erregbarkeit des Vagusnerv erhöhen und den Cortisolspiegel senken. Der Vorteil der Massage bei einer Asthmabehandlung kann die allgemeine Lungenfunktion weiter verbessern. [75]

Osteopathische Behandlung

Wie wir wissen, ist Asthma ein reversibler Zustand, der eine Bronchokonstriktion mit sich bringt, die mit einer chronischen Entzündung einhergeht, die durch genetische oder Umweltfaktoren hervorgerufen wird. Hyperreaktivität des Immunsystems als Antwort auf Allergene löst Asthma durch Verringerung der Lungenfunktion aus. Die Enge der Brust ist ein Hauptsymptom im Zusammenhang mit Asthmaanfällen, die aufgrund der Unbeweglichkeit des Brustkorbes auftreten.

Dies kann durch osteopathische Behandlung behoben werden. Die osteopathische Behandlung ermöglicht eine ausreichende periodische Expansion und Kontraktion des Brustkorbs, um Sauerstoff zu inhalieren und Kohlendioxid auszuatmen. Daher besteht der primäre Mechanismus dieser Therapie darin, die Biomechanik der Brusthöhle zusammen mit der Bronchodilatation, der Befreiung von Angstzuständen, der Verringerung der Atemmuskelspannung und der Entspannung des Körpers zu verbessern. Dies verbessert die Aktivität des sympathischen und parasympathischen Nervensystems.

Durch eine osteopathische Behandlung kann ein erfahrener Osteopath durch Anwendung von Cranial Osteopathy die zwischen Halswirbelsäule und Schulterblattgelenk vorhandene Dichtigkeit freisetzen. Dies erhöht die Beweglichkeit der Wirbelsäule und verringert die eingeschränkte Bewegung des Brustkorbs. Es verbessert auch die Funktion des vegetativen Nervensystems. Die osteopathische Behandlung löst auch das Gesicht und die Schädelknochen, die sich festsetzen und die Atmung beeinträchtigen. Während dieser Behandlung konzentrieren sich die Experten hauptsächlich auf Bewegungen des Siebbeinknochens, da die eingeschränkte Bewegung des Nasenbeines, die an der Oberseite vorhanden ist, Atmungseinschränkungen verursachen kann.

Eine osteopathische Behandlung hat mehrere Vorteile, einschließlich der Verbesserung der Vitalkapazität und der Mobilität des Brustkorbs, Reduzierung der negativen somato-viszeralen Reflexwirkung, Verbesserung der Zwerchfellfunktion und bessere Atemwegssekretion. Diese Effekte verstärken die Immunität und verbessern die Atmungsfunktion. [76]

UMGANG MIT ASTHMA IM ALLTAG

Asthma betroffene Personen haben ein häufiges Risiko für einen plötzlichen Beginn oder übertriebene Symptome, zusammen mit schweren Atembeschwerden. Es wird schwierig für Asthmatiker, mit einer chronischen Erkrankung mit so vielen Beschwerden fertig zu werden. Alle oben genannten pharmakologischen und nicht-pharmakologischen therapeutischen Interventionen fallen unter das komplementäre medizinische System. Abgesehen von allen therapeutischen Interventionen ist der Lebensstil für das Asthma-Management essentiell. Das soziale und schulische Umfeld, die Teilnahme der Pflegekräfte, eine angemessene Ernährungsgewohnheit und körperliche Aktivität spielen eine wichtige Rolle im Umgang mit Asthma im Alltag.

Stärkung der Immunität

Es gibt mehrere Faktoren, die helfen können, die Immunität zu stärken und Asthma-Symptome zu lindern. Einige der wirksamen Immunitätsverstärkungsfaktoren werden nachstehend erörtert:

1. Vitamin D, das in unserem Körper in Gegenwart von Sonnenlicht natürlich synthetisiert wird, kann die Immunität stärken. Aber wegen der fehlenden Sonnenexposition müssen Menschen oft Vitamin-D-Präparate einnehmen.

2. Probiotika helfen das Gleichgewicht der guten Bakterien in der Darmwand zu verbessern und das Wachstum pathogener Bakterien einzuschränken, was sich positiv auf das Immunsystem auswirkt. In Apotheken sind verschiedene Marken von probiotischen Getränken erhältlich, obwohl Joghurt ein natürliches Probiotikum ist.

3. Alle sauer schmeckenden Früchte, wie Orangen, Zitronen, Limetten, Grapefruits sind eine gute Quelle für Vitamin C und verbessern somit die Immunität im Körper. Vitamin C ist besonders wirksam gegen das Erkältungsvirus. Die antioxidative Eigenschaft von Vitamin C wirkt sich zudem positiv auf das Immunsystem aus, indem es die freien Radikale abfängt.

4. Alle Eiweißnahrungsmittel, wie Eier, Fisch, Fleisch und Nüsse können bei der Synthese von Antikörpern helfen, die gegen Eindringlinge oder Antigene reagieren und so Ihre Asthmasymptome in Schach halten.

FAZIT

Dieses Buch wurde entwickelt, um Asthmatikern natürliche Alternativen zu Medikamenten zu bieten. Heutzutage, wo ein Medikament häufig verschrieben wird und sich Intoleranz zu Medikamenten entwickeln kann, ist es notwendig, informiert zu sein und zu wissen, welche alternativen Methoden es gibt.

Eine höhere Dosis oder längere Therapie mit synthetischen Medikamenten für ältere Patienten und Kleinkinder kann andere gesundheitliche Komplikationen mit sich bringen, die sich mit dem Alter verschlimmern können.

Aktuelle klinische Praktiken ermutigen auch, verschiedene traditionelle und volksmedizinische Ersatzstoffe als ergänzende Therapie zu versuchen. Verschiedene Kliniken empfehlen auch verschiedene Interventionen, wie Akupunktur oder eine Massage-Therapie.

Es sollte angemerkt werden, dass es nicht logisch ist zu behaupten, dass alle diese Methoden für jeden von Asthma betroffenen Menschen gleichermaßen effektiv oder sicher sind. Medizinische Experten suchen immer noch nach detaillierteren und langfristigen Daten für die sicheren und effizienten Alternativen all dieser komplementären Asthmabehandlungen.

Es wird dringend empfohlen, keine Medikamente abrupt zu stoppen. Sie können die Alternativen mit Ihrem Arzt besprechen und einen Aktionsplan erstellen. Die Zugabe einer adjuvanten Therapie kann Synergieeffekte schaffen und die erforderliche Dosis synthetischer Medikamente reduzieren.

Am Ende könnte es eine kosteneffektive und nützliche Behandlung werden, sowie das Risiko von Nebenwirkungen bei der langfristigen Anwendung von Medikamenten verringern.

REFERENZEN

1. https://www.ncbi.nlm.nih.gov/pmc/articles/PMC2892047/
2. https://pdfs.semanticscholar.org/89e4/43180bf0482bbef7fb936d5b06f4c9713865.pdf
3. https://www.eaaci.org/attachments/878_PRACTALL%20Consensus%20Report%20PP.pdf
4. https://www.ncbi.nlm.nih.gov/pmc/articles/PMC4844459/
5. http://www.who.int/features/factfiles/asthma/en/
6. https://www.sciencedirect.com/science/article/pii/S1319016417301391
7. https://asthma.net/types/
8. http://thorax.bmj.com/content/55/11/925
9. http://www.academia.edu/14183655/The_effect_of_CD14_C159T_polymorphism_on_in_vitro_IgE_synthesis_and_cytokine_production_by_PBMC_from_children_with_asthma
10. https://www.ncbi.nlm.nih.gov/pmc/articles/PMC3181014/
11. https://www.ncbi.nlm.nih.gov/pubmed/20149611
12. https://www.ncbi.nlm.nih.gov/pubmed/18190880

13. http://thorax.bmj.com/content/60/9/735

14. https://community.aafa.org/blog/the-significant-negative-impacts-on-life-with-asthma-in-2017

15. https://www.ncbi.nlm.nih.gov/pmc/articles/PMC3614196/

16. http://www.nhlbi.nih.gov/guidelines/asthma/asthgdln.pdf

17. http://www.turner-white.com/pdf/jcom_apr11_asthma.pdf

18. https://www.ncbi.nlm.nih.gov/pubmed/18972285

19. https://www.ncbi.nlm.nih.gov/pmc/articles/PMC4190737/

20. http://www.bioline.org.br/pdf?pt06009

21. https://herbpathy.com/Uses-and-Benefits-of-Lepidium-Sativum-Cid225

22. http://www.ijbcp.com/index.php/ijbcp/article/view/1395/1288

23. http://www.ijpsr.info/docs/IJPSR13-04-12-007.pdf

24. https://www.ncbi.nlm.nih.gov/pubmed/1351969

25. http://www.crd.york.ac.uk/CRDWeb/ShowRecord.asp?ID=12000002229

26. https://www.ncbi.nlm.nih.gov/pubmed/15551394

27. https://www.ncbi.nlm.nih.gov/pmc/articles/PMC3140120/

28. http://www.planetayurveda.com/tylophora-asthmatica.htm

29. https://www.ncbi.nlm.nih.gov/pmc/articles/PMC1745625/pdf/v055p00925.pdf

30. https://www.ncbi.nlm.nih.gov/pubmed/26364938

31. http://wkallergyandasthma.com/Health-Information/Default.aspx?chunkiid=21677

32. https://www.ncbi.nlm.nih.gov/pubmed/12417014

33. https://www.ncbi.nlm.nih.gov/pubmed/17828490

34. https://clinicaltrials.gov/ct2/show/NCT00029679

35. https://www.ncbi.nlm.nih.gov/pubmed/9182072

36. https://www.ncbi.nlm.nih.gov/pubmed/7841753

37. https://www.ncbi.nlm.nih.gov/pubmed/19711774

38. https://www.philadelphia-acupuncture.com/ligusticum-chinese-medicine-for-seasonal-change/

39. https://www.ncbi.nlm.nih.gov/pubmed/9810030

40. https://www.ncbi.nlm.nih.gov/pmc/articles/PMC3957157/

41. https://www.azmacare.com/licorice-root-asthma/

42. https://www.asthma.org.uk/advice/understanding-asthma/symptoms/phlegm-mucus-and-asthma/

43. https://www.ncbi.nlm.nih.gov/pubmed/28093815

44. https://www.sciencedirect.com/topics/pharmacology-toxicology-and-pharmaceutical-science/allium-sativum

45. https://www.ncbi.nlm.nih.gov/pmc/articles/PMC4417560/

46. https://www.livestrong.com/article/556182-how-to-use-garlic-to-loosen-phlegm-in-an-infant/

47. http://globalresearchonline.net/journalcontents/volume5issue2/Article-002.pdf

48. https://www.ncbi.nlm.nih.gov/pmc/articles/PMC3604064/

49. https://homeremediesforlife.com/ginger-for-asthma/

50. https://www.ncbi.nlm.nih.gov/pmc/articles/PMC3573577/

51. https://www.ncbi.nlm.nih.gov/pmc/articles/PMC3487234/

52. https://www.ncbi.nlm.nih.gov/pmc/articles/PMC5376535/

53. http://www.myyog.com/asthma/134-herbs/237-Wheat-Grass-Juice-is-Natural-Life-Saver.html

54. https://www.ncbi.nlm.nih.gov/pmc/articles/PMC1745625/pdf/v055p00925.pdf

55. https://www.sciencedirect.com/science/article/pii/S0954611102913077

56. http://www.jacionline.org/article/S0091-6749(00)37339-0/fulltext

57. http://www.chinesenaturalherbs.com/index.php/product/crocodile-trademark-tablets/

58. http://www.jacionline.org/article/S0091-6749(00)37339-0/fulltext

59. https://www.sciencedirect.com/science/article/pii/0378874194900426

60. http://www.aompress.com/book_formulas/pdfs/Sample_Monograph_Mai_Men_Dong_Tang.pdf

61. http://www.americandragon.com/Herb%20Formulas%20copy/DingChuanTang.html

62. https://www.ncbi.nlm.nih.gov/pubmed/16846448

63. https://www.ncbi.nlm.nih.gov/pmc/articles/PMC3131777/

64. https://www.ncbi.nlm.nih.gov/pmc/articles/PMC4190737/

65. https://www.ncbi.nlm.nih.gov/pmc/articles/PMC3017963/

66. https://www.ncbi.nlm.nih.gov/pmc/articles/PMC1417003/pdf/bmjcred00470-0011.pdf

67. https://www.ncbi.nlm.nih.gov/pmc/articles/PMC4581041/

68. https://www.ncbi.nlm.nih.gov/pubmed/12614526

69. https://www.ncbi.nlm.nih.gov/pmc/articles/PMC2829683/

70. https://www.ncbi.nlm.nih.gov/pubmed/11514813

71. https://www.ncbi.nlm.nih.gov/pubmed/11406004

72. https://www.ncbi.nlm.nih.gov/pmc/articles/PMC4391363/

73. https://www.ncbi.nlm.nih.gov/pubmed/3804603

74. https://www.ncbi.nlm.nih.gov/pmc/articles/PMC4808543/

75. https://www.ncbi.nlm.nih.gov/pmc/articles/PMC5457772/

76. http://www.sportsinjuriesspecialist.co.uk/info/82-treating-asthma-by-osteopathy

77. https://pdfs.semanticscholar.org/presentation/2359/71121ac854dcf4c9bf8ba20fff47879

Haftungsausschluss

Der Inhalt dieses Buches und die beinhaltenden Informationen sind nicht dazu gedacht, medizinische oder professionelle Beratung zu geben oder zu ersetzen; des Weiteren soll die Notwendigkeit für unabhängige medizinische, finanzielle, rechtliche oder andere professionelle Beratung oder Dienstleistungen, welche erforderlich werden könnte, nicht ersetzt werden. Der Inhalt und die Informationen in diesem Buch dienen ausschließlich Bildungs- und Unterhaltungszwecken. Der Inhalt und die in diesem Buch enthaltenen Informationen wurden aus Quellen zusammengetragen, welche nach bestem Wissen des Autors, Information und Gewissen als zuverlässig erachtet werden. Der Autor kann jedoch keine Garantie für die Genauigkeit und Gültigkeit übernehmen und kann nicht für Fehler und / oder Auslassungen haftbar gemacht werden. Darüber hinaus werden regelmäßig und bei Bedarf, Änderungen an diesem Buch vorgenommen. Bevor Sie einen der vorgeschlagenen Abhilfen, Techniken oder Informationen in diesem Buch verwenden, müssen Sie einen Fachmann konsultieren; einschließlich, aber nicht beschränkt auf Ihren Arzt, Anwalt, Finanzberater oder einen anderen professionellen Berater, sofern es angemessen und/oder notwendig erscheint. Mit der Verwendung der in diesem Buch enthaltenen Inhalte und Informationen erklären Sie sich einverstanden, den Autor von jeglichen Schäden, Kosten und Ausgaben, einschließlich eventueller Rechtskosten, die sich eventuell aus der Anwendung der in diesem Buch bereitgestellten Informationen ergeben, freizustellen. Dieser Haftungsausschluss gilt für jegliche Verluste, Schäden oder Verletzungen, die durch die direkte und indirekte Nutzung oder Anwendung von Ratschlägen oder Informationen verursacht wurden, sei es aus einem Vertragsbruch, aus unerlaubter Handlung, Fahrlässigkeit, Körperverletzung, krimineller Absicht oder aus anderen Klagegründen. Sie stimmen zu, alle Risiken der Verwendung der in diesem Buch enthaltenen Informationen zu akzeptieren. Sie stimmen zu, dass Sie, wenn Sie dieses Buch weiter lesen, gegebenenfalls einen Fachmann konsultieren; einschließlich, aber nicht beschränkt auf Ihrem Arzt, Anwalt oder Finanzberater oder einen anderen Berater nach Bedarf, bevor Sie einen der vorgeschlagenen Abhilfen, Techniken oder Informationen in diesem Buch verwenden.

Jessica Taub

1. Auflage

Kontakt: Mohammad Inam / Hermann-Heberlein-Ring 13 F / 22119 Hamburg
Covergestaltung: Alex Kischhofer
Coverfoto: depositphotos.com

Printed in Poland
by Amazon Fulfillment
Poland Sp. z o.o., Wrocław

88674023R00047